Klinisk afdelingsledelse i forandring

-

en debatbog

JACOB ROSENBERG

Copyright © 2013 Jacob Rosenberg

All rights reserved.

ISBN:
ISBN-13: 978-1493513895
ISBN-10: 1493513893

FORORD

Jeg har været i afdelingsledelse for en stor klinisk afdeling i ca. 1½ år og derved fået indblik i de mange forskellige arbejdsopgaver, som hører til denne ledelsesfunktion. Det har dog samtidig givet stof til eftertanke, idet man går fra at være involveret i det kliniske arbejde til en position, hvor man i mange afdelinger trækker sig helt ud af klinikken. Der kan både være fordele og ulemper ved denne model, og jeg har derfor skrevet denne lille bog som et bidrag til debatten om den nuværende konstruktion i klinisk afdelingsledelse. Konklusionen er, at der måske skal ske nogle ændringer, hvis vores Sundhedsvæsen skal udvikle sig og måle sig blandt verdens bedste. Vores nuværende afdelingsledelseskonstruktion, specielt hvad angår den lægelige del af afdelingsledelsen, er en hæmmende faktor i denne udvikling, og der bør derfor tænkes i nye modeller for ledelse på afdelingsniveau.

 Jeg håber, at den efterfølgende tekst giver stof til eftertanke og i det mindste kan rejse en debat om området.

God læselyst !

Oktober 2013, Jacob Rosenberg

INDHOLD

Forord   iii

Introduktion   1

Det nuværende ledelseshierarki i det danske hospitalsvæsen   4

Fordele ved at bevare klinisk aktivitet   6

Ulemper ved at bevare klinisk aktivitet   8

Sammenligning med andre brancher   14

Konsekvenser af den nuværende konstruktion   19

Der er forskel på ledelsesopgaven for oversygeplejersken og den ledende overlæge   21

Mulige løsninger – bevare klinik som afdelingsleder   24

Mulige løsninger – etablering af lederteam og roterende ledelse   27

Mulige løsninger – centerdannelse 32

Mulige løsninger – ansætte en ikke- 34
lægelig chef

Konklusion
35

INTRODUKTION

I vores afdeling har vi ca. 350 ansatte og et lønbudget i nærheden af 135 millioner kroner. Hvis man sammenligner med en privat virksomhed af samme størrelse er det en selvfølgelighed, at den administrerende direktør er regelret "administrerende", og at der er tilknyttet en række personer til at varetage en række af de administrative forpligtelser, f.eks. en økonomichef, en HR-afdeling, folk til at varetage uddannelse m.v. I mange kliniske afdelinger er der ikke folk ansat til disse administrative funktioner, og det hele hører under afdelingsledelsen. Afdelingsledelsen består typisk af en overlæge og en oversygeplejerske og i nogle afdelinger tillige ledende laborant, ledende radiograf, overjordmoder el.lign. afhængig af afdelingstypen. Den ledende overlæge er typisk ude af den direkte patientbehandling, men deltager selvfølgelig i konferencesituationen og er faglig sparringspartner for den lægelige stab. Der er dog mange kliniske afdelinger rundt omkring i landet, hvor den ledende overlæge også varetager direkte patientbehandling f.eks., ved at operere, gå stuegang eller have ambulatorium f.eks. 1 dag om ugen.

For sygeplejerskerne forholder det sig imidlertid anderledes, idet den ledende oversygeplejerske aldrig har klinisk funktion og selv afdelingssygeplejerskerne, dvs. ledelsesniveauet under oversygeplejersken er typisk heller ikke aktiv i den direkte patientpleje. En afdelingssygeplejerske har, selvfølgelig afhængig af hvilken afdeling det drejer sig om, typisk personaleansvar for ca. 40 ansatte og dækker på en klinisk sengeafdeling f.eks. i størrelsesordenen 20-25 stationære senge. I lægegruppen har man ikke tilsvarende 100% administrative personer andet end den ledende overlæge på nogle afdelinger.

Som udgangspunkt er der derfor en

uafklaret problemstilling omkring, på hvilket ledelsesniveau man med fordel trækker sig ud af det kliniske arbejde og helligere sig de administrative opgaver fuldtids. Den aktuelle bog tager udgangspunkt i funktionen af den ledende overlæge, og handler derfor overvejende om konstruktion af afdelingsledelsen set med lægelige briller.

DET NUVÆRENDE LEDELSESHIERARKI I DET DANSKE HOSPITALSVÆSEN

Lægernes stillingsstruktur starter med ansættelse som reservelæge. Efter nogle år har man titel af 1. reservelæge, og dette befinder sig midt i hoveduddannelsesforløbet. Når hoveduddannelsen er overstået, dvs. når man er uddannet speciallæge, kan man blive ansat som enten afdelingslæge eller overlæge. Formelt ledelsesansvar findes ikke i stillingerne som reservelæge, 1. reservelæge eller afdelingslæge, men i overlægestillingen har man formelt ledelsesansvar. I daglig klinisk praksis har den almindelige overlæge på en klinisk afdeling dog ofte ikke noget praktisk ledelsesansvar overfor personale. Ovenover den almindelige overlæge i den kliniske afdeling er den ledende overlæge. Den ledende overlæge er en del af afdelingsledelsen, og rundt i landet har man forskellige titler på denne jobfunktion. Det kan være ledende overlæge, administrerende overlæge eller klinikchef.

Valg af betegnelse er for så vidt interessant. Betegnelsen ledende overlæge signalerer en vis tyngde af ledelsesfunktion i stillingen, hvorimod betegnelsen administrerende overlæge mere henviser til en funktion, hvor man administrerer i forvejen udstukne opgaver. Betegnelsen klinikchef henleder tanken på en funktion, som mere relaterer sig til den kliniske funktion i afdelingen. Det vil sige, at det signalerer, at lederen har et klinisk fodfæste indenfor afdelingen, og det vil sige bevaret klinisk funktion i en vis udstrækning. Der kan selvfølgelig ligge andre jobfunktioner i de forskellige stillingsbetegnelser, men valg af navn for stillingen giver trods alt stof til eftertanke.

FORDELE VED AT BEVARE KLINISK AKTIVITET

I lederrollen på en klinisk afdeling er det vigtigt at have kollegernes faglige respekt. Dvs. man bliver nødt til at kunne deltage på et vist niveau i de faglige diskussioner og om nødvendigt ved usikkerhed eller uenighed at skære igennem i de kliniske beslutningsprocesser. Dette kræver naturligvis en faglig ballast, og de første år efter overgang til den ledende stilling er det ikke noget problem. Man kan stadig have de kliniske problemstillinger præsente, og man kan ligeledes bevare den faglige respekt fra de øvrige læger i afdelingen. Som årene går, kan man stadig bevare den kliniske indsigt, f.eks. ved at deltage i internationale kongresser og ved at involvere sig i både nationale og internationale arbejdsgrupper m.v. Det er dog naturligt, at detailviden om f.eks. kirurgiske teknikker etc. vil blegne med årene, når man ikke selv er aktiv i det kliniske arbejde. Det kan derfor ikke undgås, at man med årene i en vis grad taber en del af den faglige respekt fra kollegerne i afdelingen. Hvis man f.eks. har været ude af det kliniske arbejde i måske 10 år i en ledende stilling, kan det være svært, med troværdighed, at skære igennem i kliniske beslutningsprocesser. Det synes derfor givet, at det er nødvendigt at bevare en tilknytning til det kliniske, daglige arbejde, specielt hvis man er i en ledende stilling i mere end nogle år.

Årsagen til, at det er vigtigt at bevare et klinisk fodfæste som afdelingsleder, er den tætte relation til klinikken. Det forholder sig selvsagt anderledes, hvis man er centerdirektør eller centerchef for flere kliniske enheder, eller selvfølgelig højere i hospitalshierarkiet i direktion etc. Her er funktionen 100 procent administrativ og strategisk, og man har ikke direkte kontakt til klinikken. Grænsen, hvor et klinisk fodfæste er vigtig, er derfor ved afdelingslederfunktionen.

ULEMPER VED AT BEVARE KLINISK AKTIVITET

Den eneste ulempe ved at bevare en tilknytning til det kliniske arbejde er det tidsmæssige problem, som dette kan medføre. Som afdelingsleder i det nuværende system i Danmark, er kravene til de administrative funktioner meget store. Der skal varetages arbejdstilrettelæggelse for forskellige faggrupper, indtægtssiden af produktionen skal balancere i form af 0-balance i DRG-regnskabet ved årets udgang, og på udgiftssiden skal de forskellige konti holdes i kort snor ved konstant overvågning af samtlige forskellige kategorier for udgifterne. Herudover er der en lang række øvrige administrative forpligtigelser i form af besvarelse af forskellige forespørgsler fra direktion og region, en stigende forpligtigelse for afdelingernes kvalitetsarbejde, bl.a. i forbindelse med akkrediteringsprocessen, og ikke mindst besvarelser og håndtering af patientklager. Herudover er der en stor opgave i forbindelse med almindelig personaleledelse, uddannelse og undervisning i afdelingen. Den ledende overlæge er, sammen med oversygeplejersken, ansvarlig for samtlige aktiviteter og gøremål i afdelingen, og selvom man deler opgaverne imellem sig i afdelingsledelsen, er der stadig mere end rigeligt at tage sig til i hverdagen. Kalenderen er de fleste dage fyldt ud med møder fra morgen til eftermiddag. Pga. dette kan det selvsagt være vanskeligt at allokere tid til at gå en almindelig stuegang eller passe et ambulatorium.

Der er en helt speciel problematik, hvis f.eks. den ledende overlæge samtidig er professor. I min region er der en såkaldt professoraftale mellem universitet og region, og ifølge denne skal hospitalet sikre, at professoren allokerer minimum 50 procent af sin arbejdstid til universitetsrelaterede opgaver. Hvis man samtidig er ledende overlæge, skal hospitalet ifølge professoraftalen fascilitere, at professoren kan uddelegere tilstrækkeligt mange af de administrative funktioner til andre i afdelingen, så denne 50/50-aftale om arbejdstidsallokering stadig kan opretholdes. Dette betyder i praksis, at man kun har 50 procent af sin arbejdstid til rådighed til at være ledende overlæge. Når det i forvejen kan være svært selv med 100 procents arbejdstid til de ledende funktioner, er det selvfølgelig en vanskelig udfordring at beklæde stillingen som professor samtidig med at være ledende overlæge for en stor, klinisk afdeling. Denne problemstilling sætter det på spidsen, så det er afgørende at organisere ledelsesfunktionen internt i afdelingen på en måde, så man kan varetage både professorat og stillingen som ledende overlæge.

Der er dog i min optik en række meget væsentlige fordele ved at den ledende overlæge samtidig er professor. Professoren er i kraft af sin universitetsfunktion og forskningsforpligtigelse med helt fremme vedrørende fagets udvikling både nationalt og internationalt, og hvis den ledende overlæge samtidig er professor, muliggør det derfor, at afdelingen udvikles i en faglig gunstig retning og med stor fokus på innovation i hverdagen. Endvidere vil professorens forskningsaktivitet være en drivende kraft i at forene den kliniske hverdag med en akademisk udvikling af afdelingen, og der er derfor et sundt aspekt i at større universitetsafdelingers ledende overlæger samtidig er professorer, såfremt den interne organisering tillader, at man varetager begge funktioner samtidig. Det kan dog kun give mening, hvis den ledende overlæge aflastes for en række af de administrative funktioner, men selvfølgelig ikke mere end at han/hun stadig bevarer positionen som chef for afdelingen. Der er således en speciel balancegang til stede, hvis den ledende overlæge samtidig er professor, men hvis man ved en grundig tilrettelæggelse af arbejdsfunktionerne kan sikre, at professoren samtidig kan være professor, så giver det nogle unikke muligheder for, at den akademiske afdeling bevæger sig i den rigtige retning og med stort fokus på undervisning og forskning sideløbende med det kliniske arbejde.

En akademisk afdeling har tre fokusområder, nemlig klinisk produktion, forskning og undervisning. I alle disse tre områder er der nogle arbejdsopgaver, som man kan kalde for basisydelser. Herudover skal man i alle tre søjler (se figur) også tænke innovativt, netop for at give noget drive og energi til personalet. I denne forbindelse kan det være gavnligt, at den ledende overlæge har tilknytning til både forsknings- og undervisningsdelen, og hvis den ledende overlæge samtidig er professor, har vedkommende nogle naturlige forudsætninger for at have denne bredde, som kunne give fokus på alle tre områder på samme tid. Alt i alt er der derfor store potentielle fordele i, at den ledende overlæge samtidig er professor, men det nødvendiggør en meget grundig tilrettelæggelse af arbejdet med de administrative/ledelsesmæssige funktioner i stillingen.

KLINISK AFDELINGSLEDELSE I FORANDRING

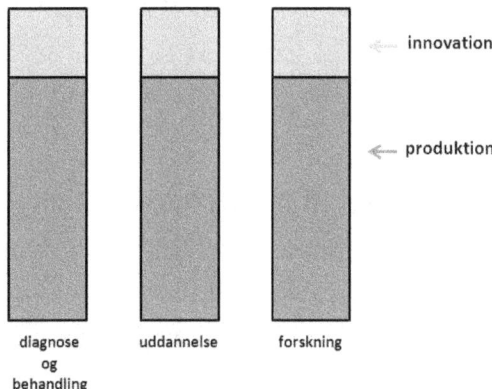

SAMMENLIGNING MED ANDRE BRANCHER

Det giver stof til eftertanke, at en administrerende direktør i en privat virksomhed med f.eks. 300-400 ansatte naturligvis ikke går ned og stiller sig ved samlebåndet en dag om ugen. Læg mærke til, at jeg skriver "naturligvis". Ingen kunne forestille sig en sådan situation, at den administrerende direktør varetager almindelige daglige funktioner i virksomhedens produktionsarbejde. Hvis man analogiserer til en klinisk hospitalsafdeling, burde det være ligeså naturligt, at den ledende overlæge ikke deltager i den almindelige produktion, f.eks. ved at passe et ambulatorium. Imidlertid vil man møde meget forskellige holdninger til dette, hvis man snakker med personalet i afdelingerne, både de ledende overlæger og det øvrige personale. Hvorfor er der denne forskel? Der er formentlig en stor grad af faglig stolthed hos lægegruppen, der gør, at den ledende overlæge ikke finder det naturligt at træde helt ud af klinikken, når man skal varetage funktionen som ledende overlæge. Et andet vigtigt aspekt er problemstillingen omkring den faglige respekt fra kollegerne. Hvis man ikke på nogen måde er ude i den kliniske hverdag, så vil kollegerne efter få år med stor sandsynlighed tabe noget af den faglige respekt for den ledende overlæge. Der er derfor en stor signalværdi i at bevare en vis form for klinisk tilknytning.

Det er dog tankevækkende, at ledelsesfunktionen i en stor klinisk afdeling adskiller sig så markant fra ledelsesfunktionen i en privat virksomhed. Det er ikke sikkert, at man nødvendigvis kan stræbe efter samme model som i den private virksomhed, men det er vigtigt at være opmærksom på problemstillingen, så arbejdet for afdelingslederen kan tilrettelægges rationelt.

Ser vi mod udlandet, vil man i

mange af de lande, vi normalt sammenligner os med, have organiseret afdelingsledelsesfunktionen på en måde, så den ledende overlæge sagtens kan have tid til klinisk tilknytning. Det normale i de fleste andre lande er således, at den ledende overlæge faktisk har bevaret det kliniske arbejde og også ofte deltager i vagtfunktionen. Hvorfor er det så anderledes i Danmark? Uden at have formel evidens for årsagerne, synes det i hvert fald åbenlyst, når man taler med ledende kolleger i udlandet, at der langt fra er de samme administrative forpligtigelser i form af redegørelser og rapporter fra centerledelser, direktion, region eller øvrige sundhedsmyndigheder, og der er på ingen måde samme fokus på kvalitetsarbejde og akkreditering, som der p.t. er i Danmark. I daglig praksis betyder dette helt konkret, at kalenderen ikke er fyldt med møder i samme grad, som det er tilfældet i Danmark. Akkrediteringssystemet kommer oprindeligt fra USA, men det har derovre været implementeret i så tilpas mange år, at det mere er blevet en naturlig del af hverdagen, og der er udpeget personer, som varetager de forskellige funktioner vedrørende dette. Dvs. den ledende overlæge bruger meget lidt tid på sådanne arbejdsopgaver. Typisk er økonomi og en række andre administrative funktioner ligeledes løftet ud af den daglige kliniske ledelse.

Vi må også kigge indad og alle forsøge at begrænse det administrative pres, hvor det ikke giver mening i hverdagen. Jeg hørte f.eks. forleden, at bare Rigshospitalet alene har ca. 450 vejledninger for antibiotikabehandling. Søger man på "antibiotika" på den såkaldte VIP-portal, hvor alle vejledninger er samlet for Region Hovedstaden, så fremkommer der 951 vejledninger! Søger man meget smalt på vejledninger/instrukser, hvor ordet mundpleje eller mundhygiejne indgår i overskriften på dokumentet, fremkommer der 22 særskilte vejledninger, hvor der stor set står det samme. Essensen er i hvert fald det samme. Hvorfor skal 22 forskellige arbejdsgrupper udarbejde hver deres vejledning om mundpleje? Prøv at overvej, hvor mange arbejdstimer, som er gået med at udfærdige disse mange vejledninger. Og møder i massevis.

KONSEKVENSER AF DEN NUVÆRENDE KONSTRUKTION

Den nuværende konstruktion kan ikke overleve, fordi lederen uden hjælp ikke når andet end administration og efter nogle år i jobbet mister man den kliniske base, hvorfor man mister ledelsesrum/respekt. Derfor kan man med den nuværende konstruktion optimalt kun være leder fra f.eks. 60-års alderen, og det kan måske betragtes som værende lidt sent i forløbet. Der vil være fordele ved at have yngre personer på de ledende stillinger. En 40-årig leder vil formentlig have, som hovedregel, lidt mere drive og innovation end en 60-årig leder, som så at sige blot skal holde skansen indtil han/hun skal på pension. Man kan som ældre leder måske derfor være mere tilbøjelig til blot at udføre ordrer fra direktionen, holde budgetterne og få hverdagen til at glide uden for megen uro, hvorimod de store udviklingstiltag måske ikke bliver søsat. Dette er selvfølgelig lidt strengt som generalisering ud fra alder, og det er klart, at det på ingen måde altid er sådan. Det synes dog gavnligt, hvis man kan muliggøre en konstruktion, hvor der kan komme betydelig yngre kræfter på afdelingsledelsesniveau, og dette er med det nuværende administrative pres en meget vanskelig affære. Som 40-årig speciallæge er man dybt involveret i det kliniske arbejde, og føler en stor tilfredshed ved dette. Hvis man skal muliggøre eller tiltrække en 40-årig speciallæge til den ledende post i afdelingen, er det derfor nødvendigt, at det organiseres på en måde, så det kliniske fodfæste bevares. Hvis vi derimod kun har 60+-årige ledere, vil vores sundhedsvæsen ikke nødvendigvis have den store hastighed og energi i at kunne udvikle sig til noget optimalt og noget, som er helt i front i international sammenhæng. Det er derfor nødvendigt at tage denne problemstilling alvorligt og nytænke konstruktionen i de kliniske afdelingsledelser.

DER ER FORSKEL PÅ LEDELSESOPGAVEN FOR OVERSYGEPLEJERSKEN OG DEN LEDENDE OVERLÆGE

Det er underligt, at den ledende oversygeplejerske kan skifte afdeling og blive ledende oversygeplejerske på en helt anden afdeling i et helt andet speciale. Det samme er ikke muligt for den ledende overlæge, som er bundet af sin speciallægeuddannelse. Dvs. en kirurg kan kun være ledende overlæge i en kirurgisk afdeling osv. Det er ikke formelt et krav, at det skal være sådan, men jeg kender ikke tilfælde, hvor man som ledende overlæge har skiftet job til at være ledende overlæge i en afdeling med et andet klinisk speciale end ens eget.

Der må derfor helt grundlæggende være forskel på ledelsesopgaven for henholdsvis den ledende oversygeplejerske og den ledende overlæge. Er oversygeplejersken mindre klinisk fagligt orienteret end den ledende overlæge? Svaret på dette kan kun være "ja", hvis det skal kunne holde stik, at oversygeplejersken skal kunne skifte afdeling og speciale til en ny lederstilling. Oversygeplejersken kan sagtens have et udmærket klinisk fodfæste i specialet, men der må alligevel være en forskel. Den ledende overlæge skal for at bevare den faglige respekt og muligheden for at skære igennem i kliniske beslutningsprocesser konstant være opdateret på den nyeste evidens indenfor specialet, og han/hun bliver nødt til at være ret grundigt orienteret i de kliniske behandlingsrutiner indenfor specialet.

Så i bund og grund er det et lidt skævt match, at afdelingsledelsen skal bestå af en ledende oversygeplejerske og en ledende overlæge i ligelig balance vedrørende ledelseskompetencen i afdelingen. Oversygeplejersken har nok mulighed for at være en mere fuldblodsleder af den daglige drift, økonomi, kvalitetsarbejde m.v., hvorimod den ledende overlæge udover som leder af den daglige drift som udgangspunkt vil være mere egnet til at tegne afdelingens strategiske og faglige udvikling. Der er derfor naturligt ikke tale om, at de to personer i afdelingsledelsen har samme ledelsesopgaver. Dette er en misforståelse. Og man kan ikke sige, at den ene er mere leder end den anden. Man har blot forskellige ledelsesmæssige opgaver i afdelingen.

MULIGE LØSNINGER – BEVARE KLINIK SOM AFDELINGSLEDER

Skal vi muliggøre, at f.eks. en 40-årig speciallæge kan blive afdelingsleder, synes det at være afgørende, at man laver en konstruktion, hvor afdelingslederen kan bevare en tilknytning til det kliniske arbejde. Det, der skal til for at muliggøre dette, vil i høj grad være aflastning fra administrative opgaver. Dette vil mest naturligt kunne nås delvist ved at mindske kravene oppefra i det administrative system, mindre fokus på afrapportering, vejledninger, akkreditering m.v. Dette er <u>ikke</u> det samme som at acceptere en lavere klinisk kvalitet, men blot en mindre tyngde i kontrollen og tillid til, at opgaverne varetages fornuftigt i afdelingen. I vores hverdag fylder dokumentationen og afrapportering af, at vi har udført kvalitetsarbejdet faktisk ofte mere end selve udførelsen af kvalitetsarbejdet. Så tiden bruges ikke altid rationelt.

I den kliniske afdeling er det nødvendigt at muliggøre en kraftig uddelegering af administrative funktioner til andre personer i afdelingen. Nu om dage er de fleste almindelige overlæge uden reelle administrative forpligtigelser, og det er helt naturligt at inddrage denne gruppe (som mange steder er stor) i de administrative opgaver i afdelingen. Selvom afdelingslægerne ikke har formel ledelsesforpligtigelse, er det også naturligt at inddrage denne gruppe af dedikerede og dygtige medarbejdere i de administrative opgaver. Når afdelingen har en vis størrelse, vil det også være helt naturligt at have dedikerede personer ansat til at varetage HR-funktioner, økonomi, kvalitetsarbejde, m.v., nøjagtig som i en privat virksomhed af samme størrelse.

Følingen med klinikken er lidt som at cykle, dvs. har man ikke cyklet i nogle år, kan man trods alt hurtigt lære det igen ved at gå tilbage i den kliniske funktion. Man kan derfor sagtens tænke sig en model, hvor man hopper ind og ud af det kliniske arbejde i veldefinerede tidsperioder, og ikke nødvendigvis planlægger det med f.eks. en eller to dage ugentligt i klinikken.

    Det kan også være en mulighed at etablere en regelret gruppe af ledere, som varetager afdelingsledelsesfunktionen i samarbejde med den ledende overlæge og den ledende oversygeplejerske. Disse personer skal derved have større administrative beføjelser/opgaver sammenlignet med de øvrige, f.eks. overlæger i afdelingen. Det vil formentlig være for rabiat at ændre på kommunikationen fra afdelingsledelse til direktion, så det stadig skal være en enkelt person, som har den formelle kasket på som afdelingsleder.

MULIGE LØSNINGER – ETABLERING AF LEDERTEAM OG ROTERENDE LEDELSE

Som anført ovenfor kan der være fordele i at etablere et lederteam i en afdeling af en vis størrelse. Dette kunne f.eks. på lægesiden bestå af 4-5 overlæger, som sammen med den formelle ledende overlæge, reelt varetager ledelsen i afdelingen. Talerøret udadtil og den, der formelt har det sidste ord i lederteamet, er den ledende overlæge.

Det er ingen hemmelighed, at det er svært at rekruttere personer til stillinger som ledende overlæge i det nuværende danske sundhedssystem. Det er endog endnu sværere at rekruttere yngre personer til disse stillinger, og en plan for rekruttering af fremtidig ledende overlæger er derfor nødvendig. Hvis man etablerer et lederteam som beskrevet, vil det for personerne i teamet kunne afprøve, om funktionen som leder er noget for dem.

De får praktisk erfaring med de forskellige ledelsesfunktioner, som man kan komme ud for som ledende overlæge, og det kan derfor ses som en rekrutteringsbase til stillinger som ledende overlæge både i egen afdeling, men for så vidt også i andre afdelinger.

Man kunne overveje i et sådant lederteam bestående af 4-5 overlæger, at skiftes til at bære kasketten som ledende overlæge i afdelingen, dvs. have "roterende ledelse". Hvis man som ledende overlæge er ude af klinisk funktion, vil man ved f.eks. at lade funktionen gå på omgang og hver tage måske 1-2 år på posten, hurtigt kunne glide tilbage i en klinisk funktion, når ens tur er passeret. Man bevarer stadig funktionen med ledelse af forskellige dele af afdelingens drift, og når man har haft kasketten på som ledende overlæge i f.eks. et år eller to og glider tilbage i lederteamet, er man en virkelig god sparringspartner for den næste person på posten. En konstruktion som denne vil formentlig muliggøre, at vi kan få 40-årige speciallæger på posten som ledende overlæge, idet det er overskueligt at allokere måske kun et år af sin lægefunktion med denne funktion, og herefter glide tilbage i klinisk arbejde, men med en vis ledelsesfunktion oveni. Man mister hverken håndelaget eller det kliniske fodfæste ved kun at være et år ude af klinikken, og man kan hurtigt glide tilbage i de normale funktioner herefter.

Nogle måneder efter jeg skrev første udkast til denne tekst, læste jeg, at det kinesiske firma Huawei har indført præcist denne model, dvs. roterende ledelse, i deres verdensomspændende firma. Det har genereret en del omtale i den internationale presse og ser ud til at være en særdeles effektiv metode til at sikre innovation og nytænkning i topledelsen. I Huawei har de dog valgt en model med kun tre personer i lederteamet, og de skifter position hver 6. måned, hvilket nok er for hyppigt, hvis man skal applicere modellen i danske kliniske afdelingsledelser. Når man roterer allerede efter 6 måneder, får det den konsekvens, at ledelsen i Huawei i realiteten består af 3 samtidige direktører, fremfor kun en enkelt person på posten ad gangen. Dette var ikke min tanke med en eventuel dansk model. Min tanke var, at den ledende overlæge skulle være ligeså meget ledende overlæge som i dag, hvor man ikke roterer. Dvs. når man har kasketten som ledende overlæge, så er man suverænt den der bestemmer sammen med oversygeplejersken, og man bruger blot lederteamet som sparringspartnere i hverdagen og til at uddelegere en del af de konkrete arbejdsopgaver til. En sådan model for roterende ledelse vil samlet set styrke mængden af ledelseskompetencer i en stor klinisk afdeling ved at udvide antallet af personer, som får indsigt i og lyst til ledelse, og det vil muliggøre rekruttering af yngre afdelingsledere. Endelig vil det måske kunne hjælpe på den generelle situation i Danmark, hvor det er meget vanskeligt at rekruttere ledende overlæger. Ja, flere afdelinger rundt i landet har faktisk ingen lægelig ledelse, da der ikke er ansøgere, når stillingerne slås op.

 Inden man igangsætter et projekt som dette med etablering af lederteam og roterende ledelse, skal man nok lige vende det med både fagforening og den administrative ledelse opadtil, dvs. direktion/region. Der er nogle ansættelsesmæssige udfordringer i at forud definere, at man får ledelsesfunktionen per automatik efter x antal år. Så skal man vel ansætte personerne på disse vilkår fra starten af perioden. Dette må afklares i samråd med rette instanser for at det kan sættes i søen.

MULIGE LØSNINGER – CENTERDANNELSE

En anden løsning er centerdannelse, hvor en del af de administrative funktioner løftes op i centeret. Dette kan f.eks. være som på Rigshospitalet, hvor man har etableret centre, som dækker flere kliniske afdelinger, og hver afdelings klinikchef har derfor naturligt mulighed for at bevare en vis klinisk tilknytning, når en del af de administrative funktioner er løftet fra afdeling op i centerfunktionen.

En anden model for centerdannelse kan såmænd også være, at man etablerer f.eks. i en region, et kirurgisk center, som indeholder de kirurgiske afdelinger på de forskellige hospitaler. Dette vil muliggøre, at man helt ude i afdelingerne måske tænker mere regionalt frem for lokalt og man kan bedre udnytte ubrugt kapacitet på andre afdelinger på andre hospitaler, ved at centerledelsen på tværs af hospitalerne kan koordinere dette. En sådan konstruktion vil ligeledes kunne løfte en del af de administrative forpligtigelser op i centeret, og derved frigøre den ledende overlæge til at kunne varetage en vis form for klinisk tilknytning i hverdagen. I øjeblikket udarbejder man f.eks. vejledninger/instrukser på hver enkelt klinisk afdeling, og ved en dannelse af f.eks. et kirurgisk center, der dækker en hel region, vil det være naturligt, at udarbejdelsen af disse vejledninger foretages kun ét sted, nemlig koordinerende i regionscentret til efterfølgende implementering på alle de kirurgiske afdelinger i regionen. Dette er selvfølgelig helt analogt for andre specialer.

MULIGE LØSNINGER – ANSÆTTE EN IKKE-LÆGELIG CHEF

Selvom det nok vil møde betydelig modstand, er der bestemt også en anden mulighed, nemlig at ansætte en afdelingschef, som ikke er læge. En ikke-lægelig chef vil kunne varetage de administrative funktioner 100 procent uden klinisk funktion, og dilemmaet omkring det kliniske fodfæste er derfor ikke til stede. Jeg tror dog umiddelbart, at det bliver endog meget vanskeligt at varetage funktionen tilfredsstillende, idet man kan risikere en evig kamp med overlægerne omkring prioritering af arbejdsopgaver og beslutning om kliniske behandlingsstrategier m.v. F.eks. kan beslutningen om at indføre en ny og dyrere behandling være vanskelig at foretage af en ikke-lægelig chef, idet det vil kræve betydelig klinisk indsigt i konsekvenser med og uden indførelse af det nye og dyrere behandling.

KONKLUSION

Den nuværende model for afdelingsledelse i Danmark giver inerti i systemet. Modellen sigter ikke på udvikling og fremsynethed, og der skal derfor ske ændringer, hvis vores sundhedsvæsen skal udvikle sig og kunne måle sig blandt verdens bedste. Essensen i problemstillingen er, at med det meget store administrative pres på afdelingsledelsesfunktionen, er det ikke muligt, i hvert fald i større kliniske afdelinger, at bevare en klinisk funktion uden en stram uddelegering eller omorganisering af ledelsesfunktionen i hverdagen. Der er flere mulige løsningsmodeller, og vi kunne bruge situationen konstruktivt til at diskutere et nyt syn på ledelse på afdelingsniveau end i dag.

Min personlige holdning er, at det vil være formålstjenligt at rekruttere yngre speciallæger til afdelingsledelsesfunktionen og faktisk gerne professorer specielt for de større universitetsafdelinger. Dette indebærer imidlertid en række udfordringer, som kun kan løses ved et friskt syn på opbygningen af ledelsesfunktionen i de kliniske afdelinger. Etableringen af centre enten indenfor samme hospital eller på tværs af hospitaler vil kunne afhjælpe noget af problemet. Etablering af lederteam i de enkelte afdelinger, hvor den formelle kasket som ledende overlæge kan gå på skift ved såkaldt "roterende ledelse", vil også være en mulighed, som kan rekruttere yngre speciallæger til de ledende funktioner.

OM FORFATTEREN

Jacob Rosenberg er ledende overlæge, professor, dr.med. ved Gastroenheden, Herlev Hospital, Herlev Ringvej 75, 2730 Herlev.

<u>Tidligere bøger om afdelingsledelse:</u>

Rosenberg J. Rebirth of an Academic Hospital Department – Experiences from the First Year. Amazon.com, 2013.
e-book:
http://www.amazon.com/dp/B00CN029H2
Paperback:
http://www.amazon.com/Rebirth-Academic-Hospital-Department-Experiences/dp/1491298316/ref=sr_1_1?s=books&ie=UTF8&qid=1375945025&sr=1-1
eller https://www.createspace.com/4393008

www.ingramcontent.com/pod-product-compliance
Lightning Source LLC
Chambersburg PA
CBHW071546170526
45166CB00004B/1568